白血球活性化物質と健康

免疫乳酸球菌と野菜で
病気・寝たきりにならない!

はじめに

健康で長生きをしたい！

これは多くの人の願いだと思います。

日本は戦後、驚くほどの速さで平均寿命を延ばし、いまや世界に冠たる長寿国となりました。ところが、その一方で大きな問題を抱えることとなりました。それは「病気・寝たきり」問題です。

「健康寿命」という言葉があります。これは健康で介護を必要とせず、自立した生活が送れる期間のことです。内閣府の「平成30年版高齢社会白書」では、健康寿命と平均寿命の差は男性で約9年、女性で約12年です。つまり多くの人が人生の最後の約10年間は「健康でない状態」、つまり病気、寝たきりで過ごすことになるわけです。

せっかく長生きしても寝たきりや長患いではつらいものです。本人もさながら、介護する家族も大変な思いをします。

みなさんは寝たきりで老後の10年を過ごしたいですか？　できるだけ避けたいと思いませんか？　やはり健康で長生きが一番でしょう。

ではいかに健康寿命を延ばせばよいのでしょうか。私たちの身体には、日常生活の中で体内に毎日発生する生活習慣病の起因物質・活性酸素を消去する抗酸化酵素(SOD、GPX、CAT、ペルオキシターゼ)が備わっています。さらに体内の抗酸化システムを正常に保持されるためには抗酸化物質を含有する「野菜・海藻・果物の力」と白血球を元気にして免疫力を増強してくれる「免疫乳酸球菌の力」を活用することが解明されてきました。

この2つの力こそが新時代の健康長寿へのキーワードです。

まず野菜からご説明しましょう。

「健康のために野菜をたくさん摂りましょう！」

これはよく聞く話です。みなさんも野菜を多く摂るように努力されているかと思います。しかし野菜は「摂り方」が重要なのです。

あなたの野菜の摂り方、それでいいのでしょうか？　本書では最新の研究成果を基にした「新しい野菜の摂り方」をご紹介していきます。

そして「免疫乳酸球菌」。

「乳酸菌なら知っているけれど免疫乳酸球菌って何？」と疑問に思われる方も多いことでしょう。免疫乳酸菌は乳酸菌の一種ですが、病気の予防に欠かせない「白血球の力」を強力にアップしてくれる存在です。

「野菜と免疫乳酸菌」、この２つを上手に摂取することこそが、病気、寝たきりを防ぎ、健康で過ごすためのとても大事なポイントとなります。

本誌では、この「野菜と免疫乳酸菌」について解説し、日々の食生活の中でどのように摂取すればよいかについてご紹介していきます。

難解な専門用語などは使わず、イラストを使って、できるだけわかりやすく、楽しく読んでいただけるように工夫しました。

健康は何よりも大切な宝物です。本誌を読んだみなさんが、健康に対する正しい知識を持ち、健康長寿につながる食生活を送ることができますよう、心から願っています。

農学博士　柳澤《やなぎさわ》　昊永《たかはる》

健康寿命と平均寿命の推移

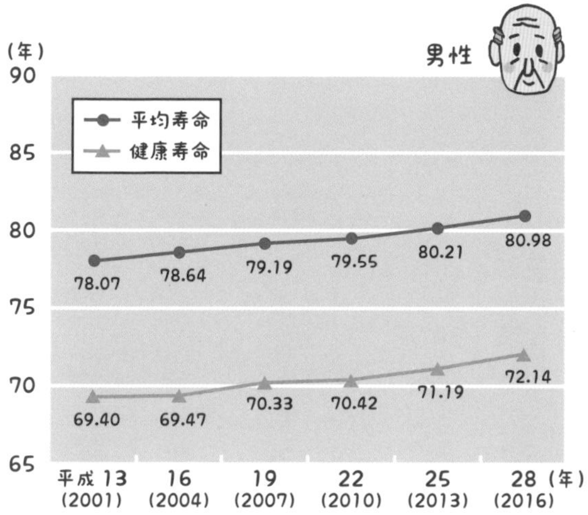

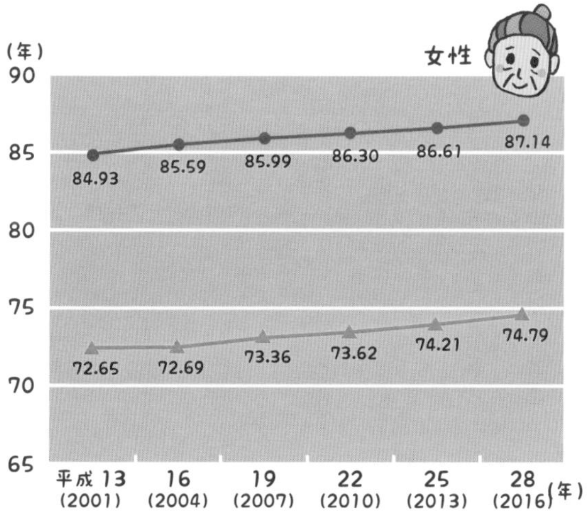

「平成 30 年度版高齢社会白書」より

白血球活性化物質と健康

免疫乳酸球菌と野菜で
病気・寝たきりにならない！

もくじ

Part1

病気になる人とならない人の違いってどこにある？

病気になる人とならない人の違いってどこにあるの？

冬になると毎週のように風邪を引く人がいるかと思えば、風邪など何年も引いたことがないという人もいます。世界中に感染拡大した新型コロナウイルスも同様で、ウイルスに接触しても、かかる人とかからない人がいます。

この違いは何でしょうか？　その大きな要因の一つが「白血球の力」なのです。免疫力は人によって違いがあります。免疫力が強ければ、感染症にかからないか、あるいはかかっても非常に軽い症状で済みます。

また、がんや生活習慣病などの病気の原因と大きく関わっているのは「活性酸素」です。活性酸素は酸素の一部が変化したもので、細胞や組織にダメージを与えます。活性酸素はSODという酵素で消すのですが、増えすぎると除去しきれず、がんなど病気を引き起こしてしまいます。そうなると体を守る戦闘部隊である「白血球」が出撃して、がん細胞などの異常な細胞を退治します。

つまり「病気にかかりづらい人」とは「白血球力のある人」といえるのです。

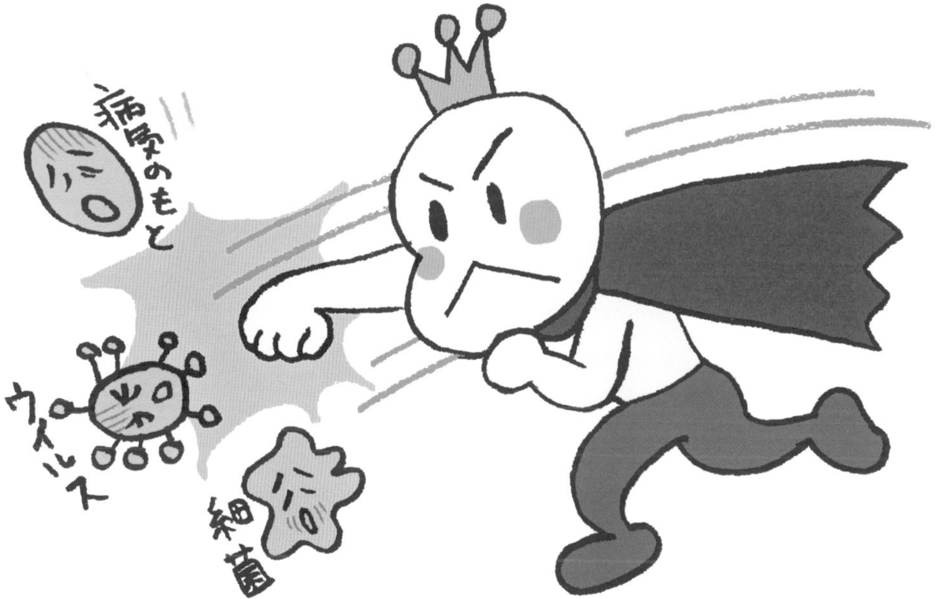
病気のもと
ウイルス
細菌

白血球の力って何？

では白血球の力とは何でしょうか？　それこそが「免疫力」なのです。

免疫とは、私たちの体がウイルスや細菌、さまざまな病気から身を守るための「自然治癒力」です。免疫には「自然免疫」と「獲得免疫」があります。いずれも身を守るための前線で働いてくれるのは「免疫細胞（＝白血球)」です。「自然免疫」とは私たちが生まれつき持っている力のこと。身体に病気の元が入り込んできたときに第一陣として攻撃を仕掛ける部隊です。

「自然免疫」を担う白血球細胞には顆粒球、マクロファージ、ＮＫ（ナチュラルキラー）細胞、好中球などがあります。

一方、「獲得免疫」は、後天的に獲取されるもので、自然免疫では対処しきれない、血液や細胞に入り込んでしまった小さな病原体を退治してくれるシステムです。獲得免疫を担う白血球細胞は樹状細胞、Ｔ細胞、Ｂ細胞などがあります。

白血球（免疫細胞）について

- 血液
  - 液体成分
  - 血液成分
    - 赤血球
    - 白血球
      - リンパ球
        - B細胞
        - T細胞
          - キラーT細胞
          - ヘルパーT細胞
            - Th1型細胞
            - Th2型細胞
          - サプレッサーT細胞
        - NK細胞
        - NKT細胞
      - 顆粒球
        - 好中球
        - 好酸球
        - 好塩基球
      - 単球
        - マクロファージ
        - 樹状細胞
    - 血小板

免疫を担う免疫細胞たち

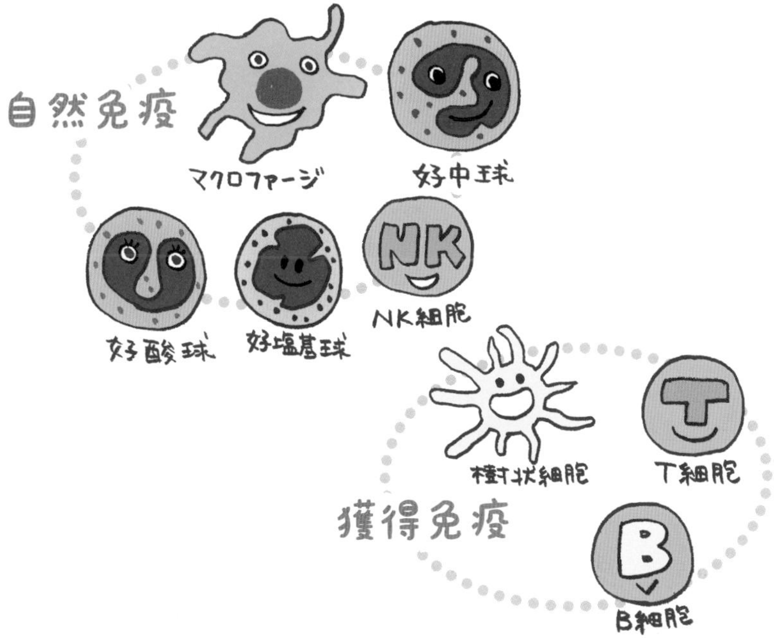

健康のカギを握る「白血球」

私たちの体を外敵から守るために働いてくれる、さまざまな免疫細胞（＝白血球）たち。

免疫細胞は骨髄（骨の中にある組織）や胸腺（心臓にかぶさるように位置する臓器）でつくられ、血液やリンパ液にのって体中を巡り、ウイルスや病原体が侵入してこないか、24時間態勢でパトロールをしてくれているのです。

そしていざ「敵」を発見すると、それぞれが連携して、チームを組んで戦ってくれます。まさに悪者を探して退治するポリスのような頼もしい存在です。

白血球がしっかり働いてくれることで、私たちは病気・寝たきりにならず、元気で過ごすことができるのです。健康のカギとなるのは「白血球の力」なのです。

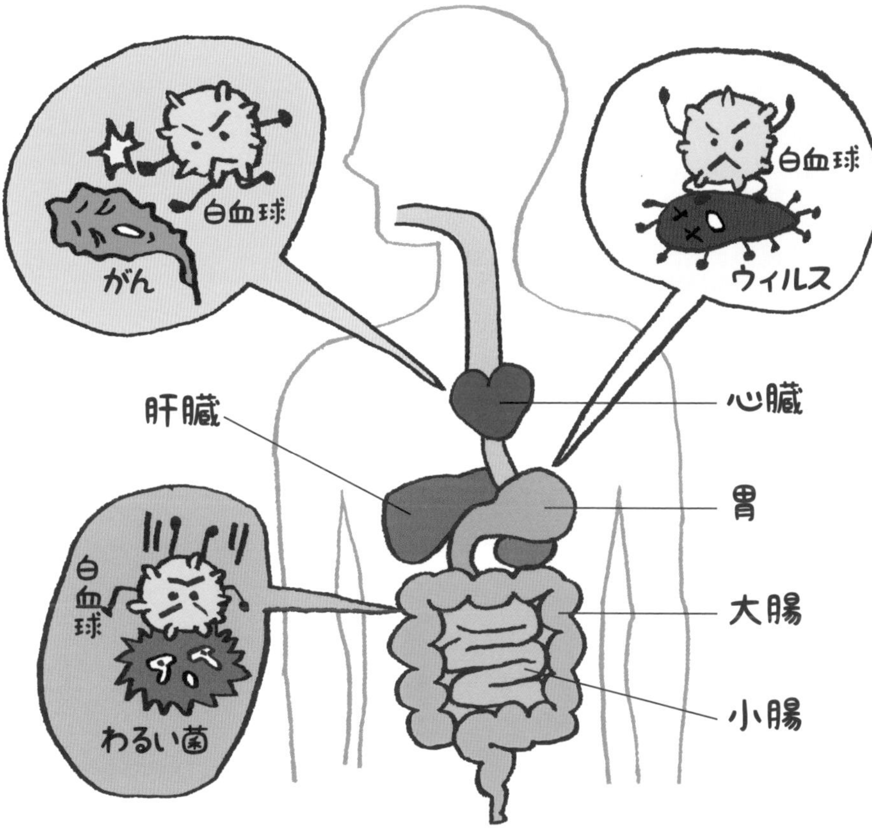
白血球
がん
白血球
ウィルス
心臓
肝臓
胃
白血球
わるい菌
大腸
小腸

白血球を元気にする方法ってあるの？

ウイルスや病気の元を退治してくれて、私たちの健康の頼もしい守護神となってくれる白血球。そうであれば、白血球は元気であってほしいですよね。

よく健康診断で「白血球の数値」が出ます。もちろん、白血球数は多すぎず、少なすぎず、適性の範囲であることが大事ですが、それだけでは免疫力の強さははかれません。白血球は「どんな状態であるか」が問題です。つまり、白血球が「生き生きとして元気な状態」、「活性化された状態」であることがとても重要なのです。

ところが白血球の働きは、残念なことに年を取るにつれて、自然と衰えて行ってしまうのです。高齢者に病気が多いのはこれが大きく関係しています。コロナウイルスも高齢者の方が若い人より重症化しやすいのです。

「そういえば、昔に比べて風邪を引きやすくなった」、「最近は風邪を引いてもなかなか治らない」ということはありませんか？

年を取ると下がる白血球の働き

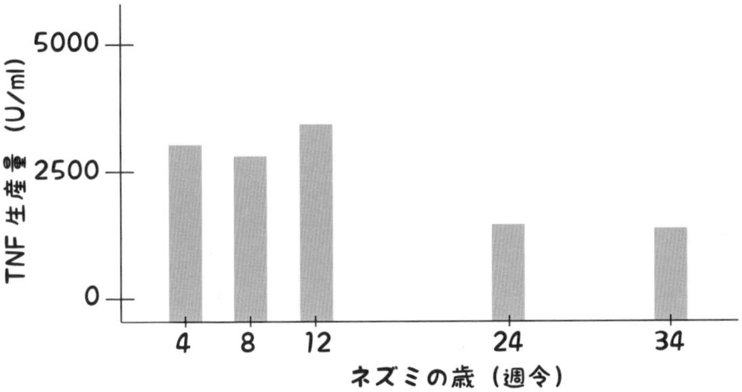

TNFは白血球の活性化の指標。若いうちは高いけれど、加齢とともに下がっていくのがわかります。人間も同じ。年を取ると免疫機能は自然と落ちてしまうのです。　「白血球と健康」山﨑正利　BRM食品研究会編より

もしそうであれば、白血球の働きが衰えて、免疫力がダウンしてしまっているのかもしれません。

でもうれしいことに白血球は「あるもの」によって活性化できます。「あるもの」とは何かというと「食べ物」なのです。白血球の働きは、何を食べるか、つまり私たちの毎日の食生活に大いに関係しているのです。

そして最近の研究において、白血球には「栄養源」となるスペシャルな物質があることがわかってきました。それが「ＢＲＭ」という成分です。

次のページから、この白血球の栄養源「ＢＲＭ」について説明していきましょう。

白血球の栄養源「BRM」ってどんなもの？

ＢＲＭはBiological Response Modifierの略で、日本語では「白血球活性化物質」。簡単に言えば「白血球の栄養源」です。

これまで白血球が何を栄養としているのか、「栄養成分」については、ほとんど研究がされていませんでした。ＢＲＭが白血球の栄養源となっていることがわかってきたのは、この20年ほどのことです。

栄養素というと、人間に必要なのは「５大栄養素」、つまり炭水化物、脂質、たんぱく質、ビタミン、ミネラルといわれてきました。これに食物繊維を加えて「６大栄養素」ともいいます。ところが白血球の栄養源となるＢＲＭはこの６大栄養素にはほとんど入っていないのです。つまり６大栄養素の、どの分類にも入らないわけです。

しかしＢＲＭは白血球の栄養源として主役として働く大事な成分です。そのためＢＲＭは「第７の栄養素」と呼ばれ、今、大きな注目を集めているのです。

ではＢＲＭはどんな食べ物に含まれているのでしょうか。それを示

白血球のチカラを高めてくれるとされる食品

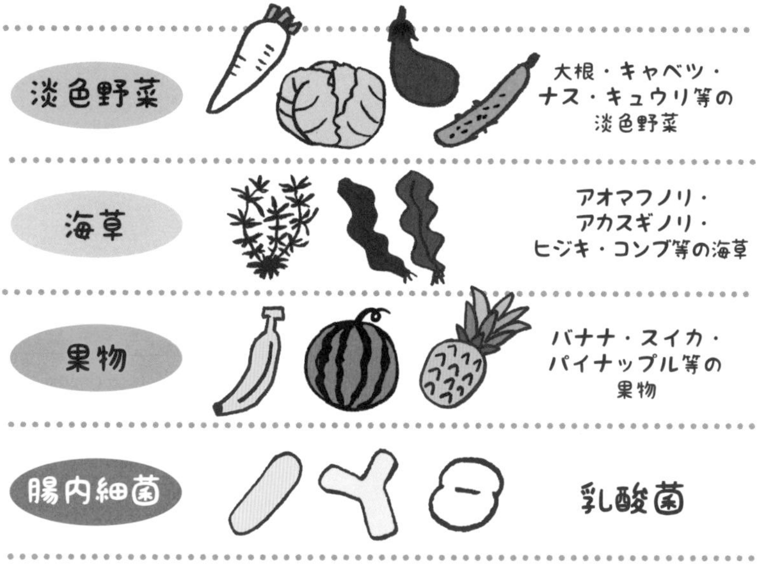

したものが上の図です。淡色野菜、バナナやスイカ、海藻など、今までの栄養の常識ではあまり重視されなかった食品が並んでいることにお気づきではないでしょうか。

じつはここに大きなポイントがあるのです。つまり「(淡色) 野菜」と「乳酸菌」こそが、白血球を元気にし、免疫力をアップさせる特効薬的な存在だということがおわかりでしょう。

野菜をたくさん摂る人はなぜがんにならないのか？

「野菜をたくさん食べる人はがんにかかりにくい」といわれます。厚労省が国民の健康づくりのために推進する「健康日本21」でも健康増進の観点から野菜１日３５０グラム以上摂ることがすすめられています。

ではなぜ野菜ががんをはじめとした病気を防いでくれるのでしょうか。今までの栄養学では「ビタミン、ミネラル、食物繊維」が体にいい役割をしていると説明されてきました。

もちろんそれは事実なのですが、野菜の効能を説明するにはこれだけでは不十分です。野菜には今述べた、「白血球を活性化する成分（ＢＲＭ)」のほかにも、「抗酸化物質」、「発がん性を防ぐ物質」がたくさん含まれていて、これらの働きが非常に健康に重要な働きをしているのです。

この野菜の「抗酸化物質」「抗発がん性物質」「白血球活性化物質」の３大パワーを帝京大学薬学部名誉教授の山﨑正利先生は栄養素の「新御三家」と名づけています。

野菜を食べるほどがんは防げる

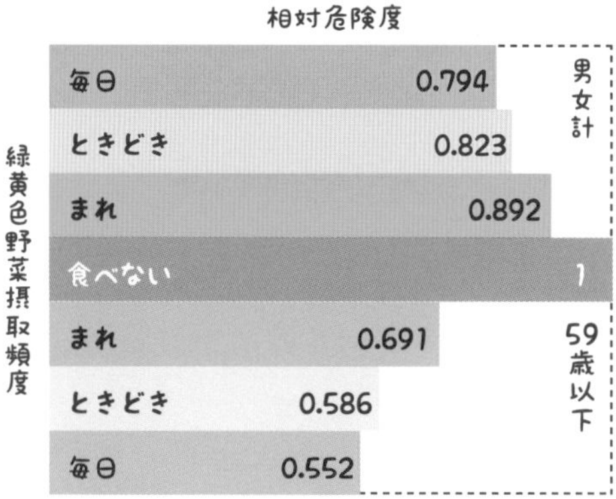

白血球の働きを強める野菜

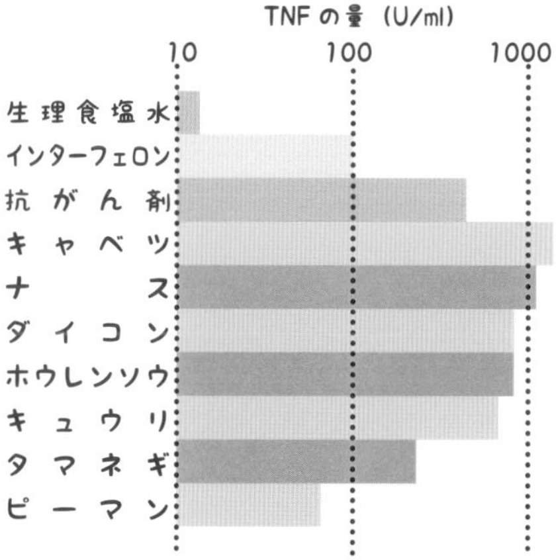

淡色野菜をたくさん食べよう！　キャベツ、白菜、ナス、大根、キュウリなど、いままでの知識ではあまり栄養がないと思われてきた淡色野菜。じつは BRM を多量に含み、免疫力アップに欠かせない！

「白血球と健康」山﨑正利　BRM 食品研究会編より

「食理学」という新しい学問が健康に革命を起こす！

従来の栄養学では、５大（６大）栄養素がどう健康に関係するかについては研究されてきましたが、「新御三家」である「白血球活性化物質」（ＢＲＭ）「抗酸化物質」「抗発がん性物質」が健康にどういう作用を及ぼしているかについては、研究が進んでいません。

しかし病気の予防のためには、そこが非常に重要な部分なのです。

この新御三家と健康について研究する学問を「食理学」と呼びます。食理学とは食品が体の中に入ったときにどのような作用をするかを、科学的根拠に基づいて研究する、新しい学問です。

これからの時代、５大（６大）栄養素の摂取だけではなく、ＢＲＭをはじめとした新御三家にも目を向けて、積極的に摂っていくことが重要なのです。

Part2

免疫の決め手は「腸内環境」にある

「腸」には１００兆個の細菌がすみついている！

ＰＡＲＴ１では、白血球を元気にする栄養素として「ＢＲＭ」というものがあり、これを積極的に摂っていく必要があること、さらにＢＲＭを多く含むのは「野菜」と「乳酸菌」であるとご紹介しました。

このパートでは「野菜」とともに白血球を元気にしてくれる存在である「乳酸菌」について話を進めていきましょう。

乳酸菌は「腸内細菌」の一種で善玉菌の代表選手です。まずはこの「腸内細菌」について簡単に説明していきましょう。

私たちの腸には１００兆個ともいわれる細菌がすみついていますが、体によい働きのみをする菌（善玉菌）もあれば、体に悪い働きのみをする菌（悪玉菌）もあります。一番多く腸内にすみついている菌は善玉菌の働きに、悪玉菌の働きを兼ね備えている菌たちで腸内にはもっとも多く住みついており「日和見菌」と総称されております。これらの菌全体は腸壁にびっしりすみついていて、菌種ごとにまとまっています。それがちょうど「お花畑」のように見えることから「腸内フローラ」と呼ばれます。

年齢とともに移り変わる腸内菌叢

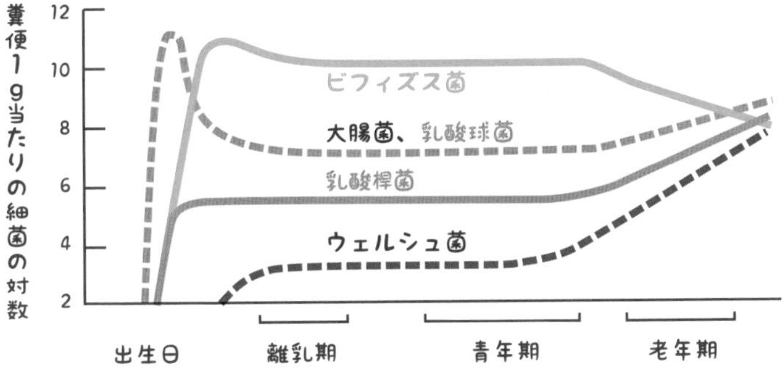

年齢とともにウェルシュ菌、大腸菌といった悪玉菌が増えていく。
「腸内細菌の研究とバイオジェニクス」
光岡知足　ヘルスビジネスマガジン社より

善玉菌は消化・吸収を補助したり、ビタミンを合成したりと、体に有用な働きのみをします。悪玉菌は毒素を出して腸内を腐敗させたり、発がん性物質をつくったりと、体に有害な作用をもたらせてしまうのです。

日和見菌の善悪の働きについての研究は現在も続けられております。

悪玉菌が優勢になると、便秘や下痢になるだけでなく、動脈硬化、高血圧、がんなどの病気の原因ともなります。ですから、「悪玉菌を抑え込み、善玉菌が優勢な腸内フローラ」を保っておくことは「健康の基本」ともいえるのです。

ところが残念なことに、人間は年齢とともに善玉菌が減り、ウェルシュ菌や大腸菌などの悪玉菌が増えていってしまう傾向があります。だからこそ、私たちは善玉菌を増やす食生活を心がけなければいけないのです。

「腸」は「免疫」と深く関わっている！

じつは腸は「免疫」と大きく関わっていることが最近の研究でわかってきています。「腸と免疫なんて結びつかない」と不思議に思われた方もいらっしゃるかもしれませんね。

人間の体には、呼吸や飲食などによって、細菌やウイルスなど、外からの敵が侵入してきてしまいます。すでに述べたようにこれを退治するのが免疫の力です。外敵の多くは強力な酸である胃酸でやっつけられますが、それでも死なないものは、腸が最後の砦として総攻撃を仕掛け、排除するのです。

小腸の腸管には「パイエル板」という組織があり、マクロファージ、樹状細胞、T細胞など、大量の白血球が「戦闘部隊」として待ち構えていて、いざ外敵が入ってくると、それぞれが連携してやっつけてくれるのです。

腸にはなんと免疫細胞の70%が集まっていると言われています。これを「腸管免疫」といいます。腸こそは免疫の「城」であり、必要に応じて身体全体に白血球を供給する場所であるのです。

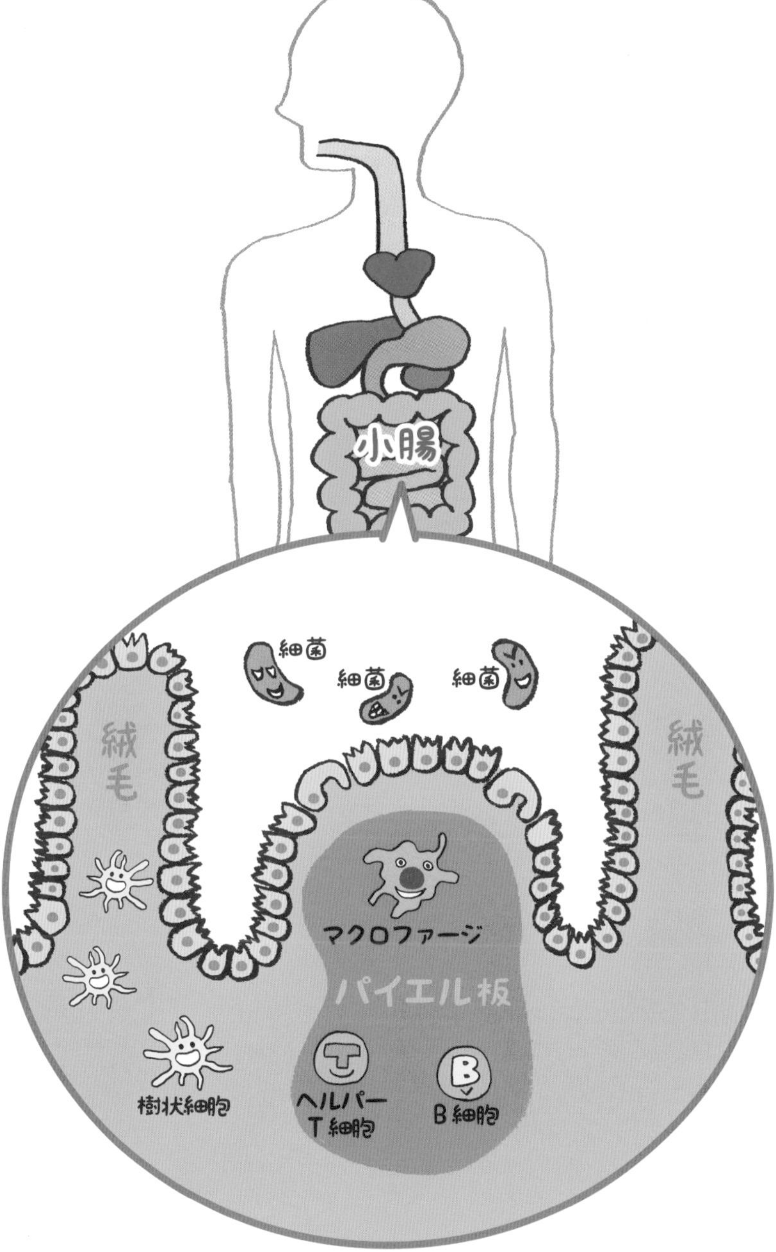

小腸のパイエル板に免疫細胞が待機している

「腸内細菌」は「免疫細胞＝（白血球）」とタッグを組んで外敵をやっつける！

腸が免疫と大きく関わっていることはおわかりいただけたと思いますが、このとき、免疫細胞を強力にアシストしてくれる存在が「腸内細菌」です。

まず腸内細菌は、免疫細胞を刺激して活性化させ、免疫力を増強する作用をもたらせてくれます。これについては乳酸菌のページで詳しく述べましょう。

また、すでに述べたように腸内細菌は腸内環境を左右します。免疫細胞は腸壁（パイエル板）で待機していますが、腸内フローラのバランスが崩れ、腸内環境が悪化すると、免疫細胞が減ってしまったり、活発に働けなくなったりします。私たち人間も、ボロボロの汚い布団では快適な睡眠がとれず、活力が生まれませんよね。それと同じです。

逆に免疫細胞がよく働いている状態では、腸内フローラのバランスもよくなってくることもわかっています。「免疫細胞＝（白血球）」と「腸内細菌」は双方向で支え合っているのです。

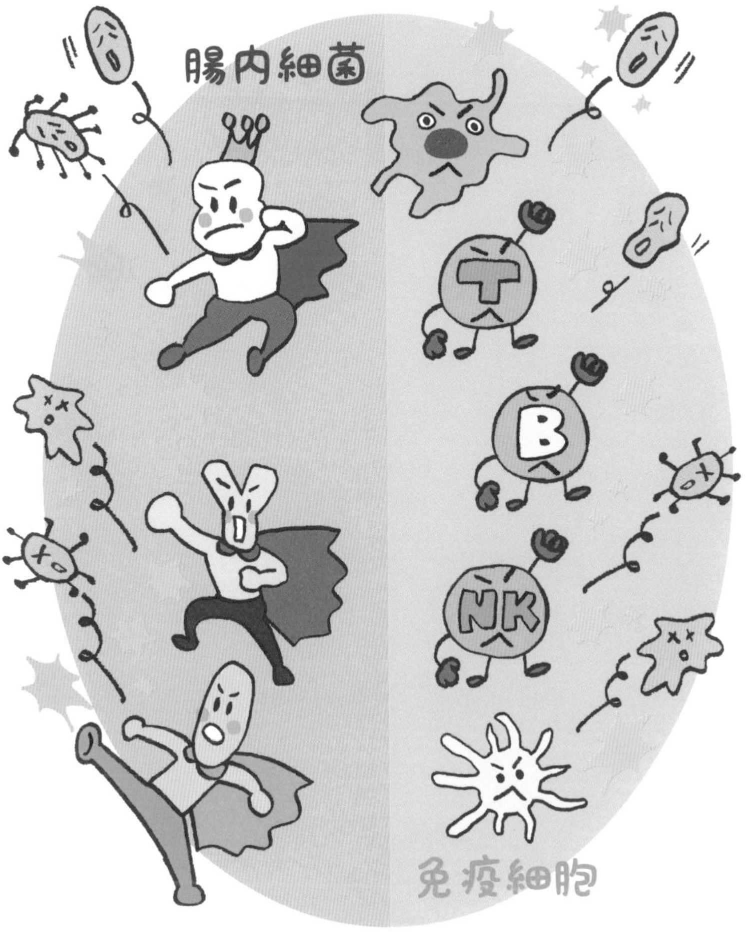

腸内細菌は免疫細胞の強力なサポート役！

免疫力をアップするためにも、腸内環境をしっかり整えておくことはとても大事なことなのです。

「腸活」って何をすればいいの？

「腸内環境を整える」というのは、一言でいえば最近はやりの「腸活」です。では腸活っていったい何をすればいいのでしょうか。難しいことは何もありません。答えはただ一つ、「善玉菌」をしっかりと摂ることなのです！

毎日の食生活の中で善玉菌を含んだ食品を積極的に摂ることで、悪玉菌を抑えることができ、腸内環境が自然と整っていくのです。

善玉菌の中でも、やはりもっとも手軽に摂取しやすく、なおかつ効果が期待できるのが「乳酸菌」です。「腸活＝乳酸菌」の摂取といっても過言ではありません。

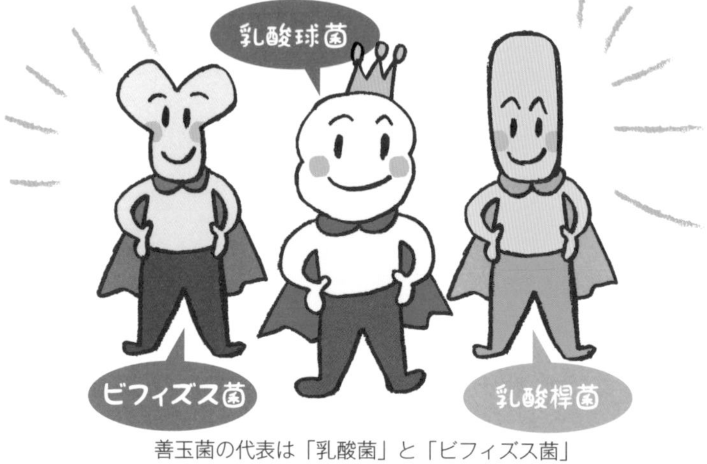

善玉菌の代表は「乳酸菌」と「ビフィズス菌」

乳酸菌は腸活界の
スーパースター！

では乳酸菌はどんなもので、私たちの体に具体的にどのように有益な働きをしてくれるのでしょうか。

乳酸菌は乳糖やブドウ糖などの「糖」を分解して「乳酸」という物質を多量に作りだす細菌の「総称」です。球状のものは「乳酸球菌」、棒状のものは「乳酸桿《かん》菌」と分類されます。

まず乳酸菌に「整腸作用」があるのはよく知られた話だと思います。乳酸菌は腸の動きを活発にしてくれて、また腸内を酸性に傾けることで悪玉菌がすみづらくなることで便秘や下痢を改善してくれます。

ところがこれに加えて最近わかってきた「乳酸菌の特に優れた効果」があります。それが「コレステロール・中性脂肪や高血圧を抑える効果」、そして「免疫力をアップする効果」です。

乳酸菌にはコレステロール・中性脂肪を吸着して体外に排出してくれる作用があります。さらに死んだ乳酸菌には血圧を下げる作用があるといわれます。

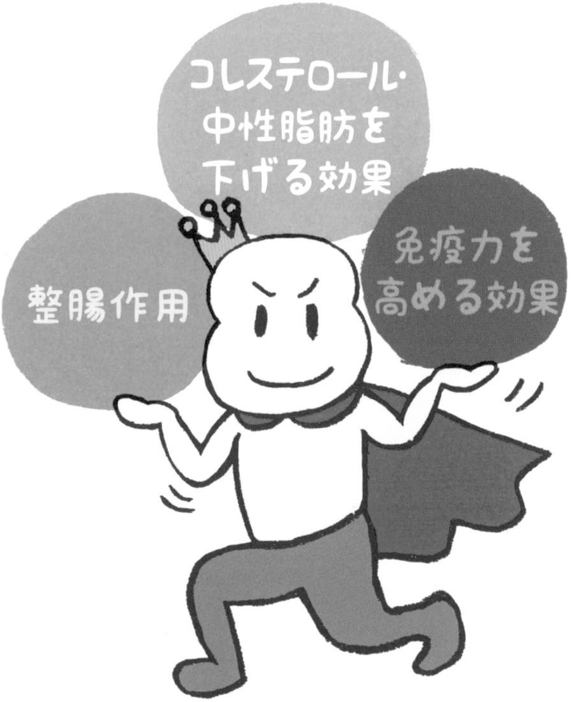

乳酸菌の効果はかつては「整腸作用」だけと思われていたが「コレステロール・中性脂肪を下げる効果」、「免疫力を高める効果」もあることがわかってきた！

そして乳酸菌の第３の健康増進効果としてクローズアップされているのが「免疫力を高める効果」です。

ＰＡＲＴ１で述べた「白血球の栄養源ＢＲＭを含む２つのもの」、それは「野菜」と「乳酸菌」でしたね。ここにつながってくるのです。

乳酸菌は「整腸作用」だけでなく、すごい健康パワーを持っていたのです。

乳酸菌は腸内でどのように免疫力をアップさせるのか

　では乳酸菌が腸の中でどのように免疫を高めてくれるのか、簡単に説明していきましょう。

　その作用は大きく２つあります。

　まず乳酸菌は小腸に届くと、パイエル板に取り込まれ、マクロファージをはじめとした白血球を活性化させることがわかっています。乳酸菌に含まれるBRMが栄養源となって、マクロファージをはじめとした白血球をパワーアップさせるのです。

　さらにパイエル板を通過した乳酸菌は免疫細胞に刺激を与えて、「ＩｇＡ(免疫グロブリン)」という物質を増やします。ＩｇＡは細菌やウイルスとくっついて無力化させる、免疫の最前線で働く物質です。

　乳酸菌は腸内においてＷの働きで免疫力をアップしてくれる、とても働き者でパワフルな菌なのです。

乳酸菌の２つの免疫増強作用

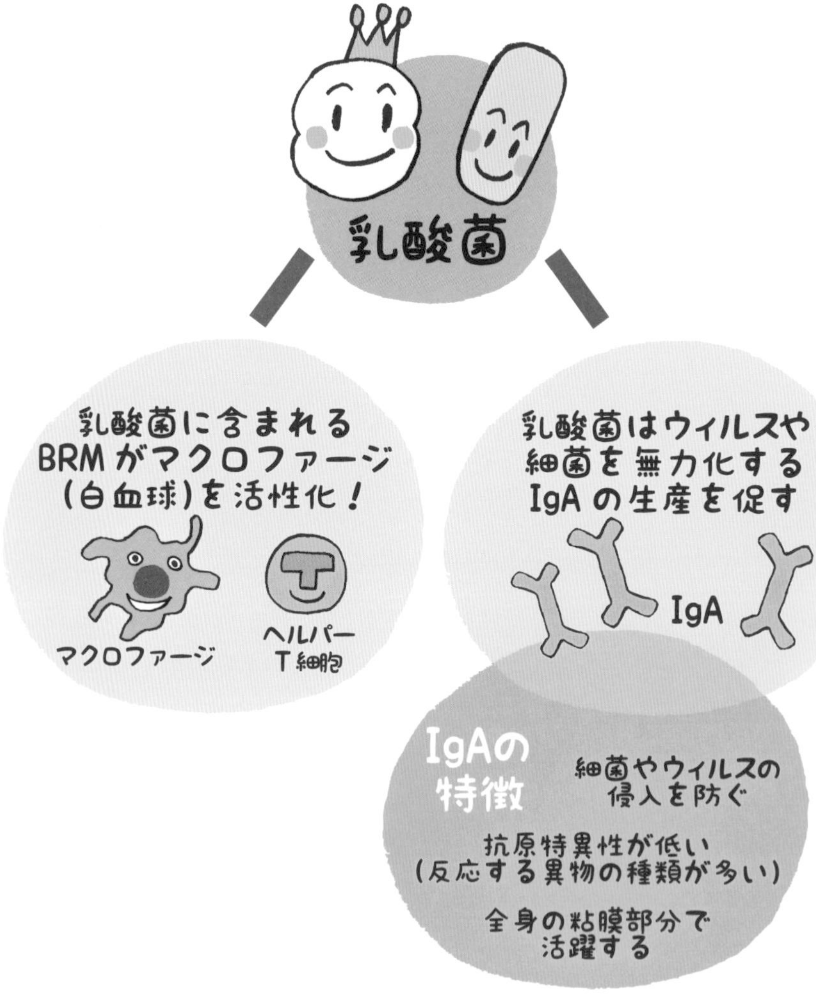

Part3

免疫乳酸球菌パワーで病気を寄せつけない体になろう！

免疫乳酸球菌ってどんなもの？

体によい働きをしてくれる乳酸菌の中で、免疫力アップに絶大な効果があるとして最近、大きな注目を浴びているのが「免疫乳酸球菌」です。

「免疫乳酸球菌」とは、簡単に言えば乳酸菌の「死菌」です。加熱して生菌を殺した状態、つまり「生きていない乳酸菌」です。

免疫乳酸球菌にはいくつかの種類がありますが、代表的なものとしてエンテロコッカス・フェカリス菌（以下、フェカリス菌）があります。フェカリス菌は小腸にもともと存在する菌です。ちょうど２つの球体がくっついて「ニコイチ」になったような形状をしています。そしてとても小さいのが特徴です。

乳酸菌の効果を得るためには、１日に１兆個の乳酸菌を摂る必要があります。これはどのぐらいかというと、生きた乳酸菌の入った乳酸菌飲料を10リットル飲まなければいけないのです。

ところが免疫乳酸球菌（フェカリス菌）はヨーグルトなどに含まれ

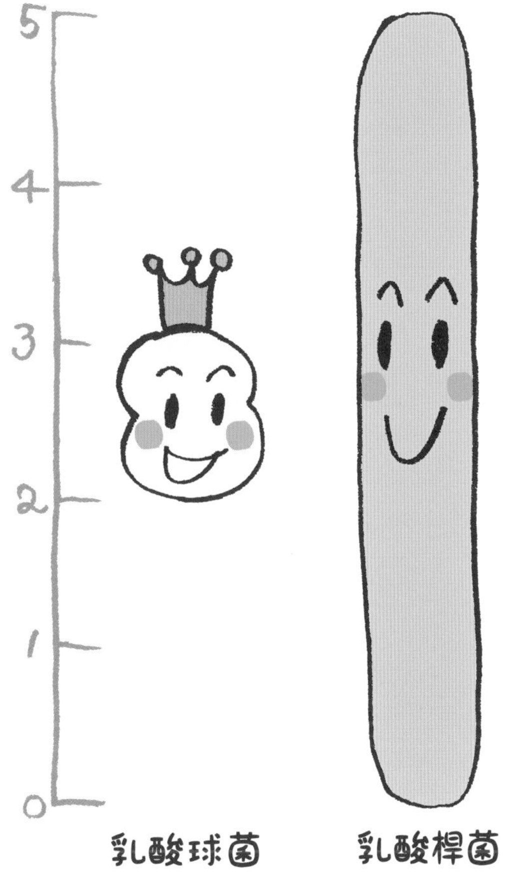

フェカリス菌（免疫乳酸球菌）はサイズが小さく、食品中に多量の菌数を配合できる！

ている乳酸桿菌（生菌）と比べて５分の１程度の大きさ（５００ナノメートル）しかありません。そのため、たった１グラムに５兆個以上の乳酸菌を配合することができるのです。

生きたままの乳酸菌より「死菌」のほうがメリットが大きい？

乳酸菌というと「生きたまま腸に届く」などといううたい文句から「生きている」ことが重要のように思われています。しかし最近の研究では、乳酸菌は生きていても死んでいでもその効果は変わらないことが明らかになってきたのです。

その理由は大きく分けて２つあります。ひとつは「腸に届くかどうか」という問題です。生きた乳酸菌は胃酸などで殺菌されてしまい、腸に届くまでの間に多くが死んでしまいます。これに比べて死菌（免疫乳酸球菌）はほとんどが胃で消化・分解されることのないまま、腸に届きます。

もうひとつは「吸収」の問題です。乳酸菌は腸に到達するとパイエル板を通過してマクロファージ（白血球）に食べられ、これによってＢＲＭが栄養源となり、免疫が活性化されると述べました。

ところが、生きたままの乳酸菌は、体内に入ってから菌同士がくっついて「一塊」になる習性があります。その塊のサイズが大きくなると、

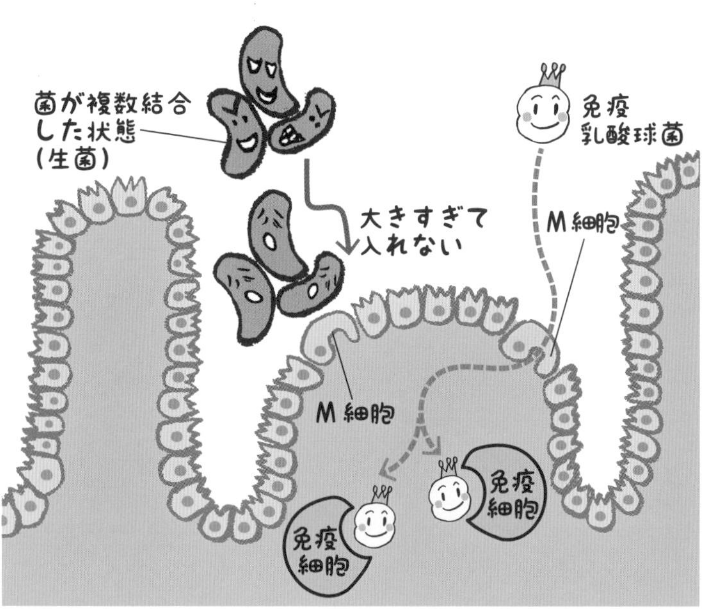

パイエル板のM細胞を通過することができません。M細胞を通過しなければ、免疫細胞を活性化する作用は発揮できないわけです。

しかし免疫乳酸球菌は生きている乳酸菌と違って、菌同士がくっついて塊になることがなく、もともとのサイズも小さいため、パイエル板のM細胞を通過しやすいのです。もちろん死菌であっても生菌と変わらない免疫活性化作用があります。

最近では乳酸菌の効果を得るためには、むしろ生きた乳酸菌より死んだ乳酸菌の方が有利だという考え方に変わりつつあるのです。

「免疫乳酸球菌」にも BRMは含まれているの？

乳酸菌には白血球の大事な栄養素（ＢＲＭ）が含まれると述べましたが、免疫乳酸菌にももちろんＢＲＭはしっかり含まれています。しかも前述の通り、免疫乳酸球菌は、生きている乳酸菌よりも食品中に大量に配合できるため、より多くの摂取が可能です。

「加熱して殺菌してしまったらＢＲＭは壊れてしまうのでは？」

こんな疑問が浮かぶかもしれません。でも安心してください。ＢＲＭは非常に安定している物質ですから、加熱・冷凍・乾燥してもほとんど壊れません。しかも適切に加熱殺菌して乾燥させることでＢＲＭの効果は安定的に維持されます。

その意味では乳酸菌のもう一方の立役者である野菜も、煮たり焼いたりして食べてもＢＲＭは損なわれません。安心して加熱調理して大丈夫です。

生きた乳酸菌は常温保存すると変質してしまうし、長期保存も難しいです。しかし免疫乳酸球菌は長期的に安定して保存できるのが利点です。

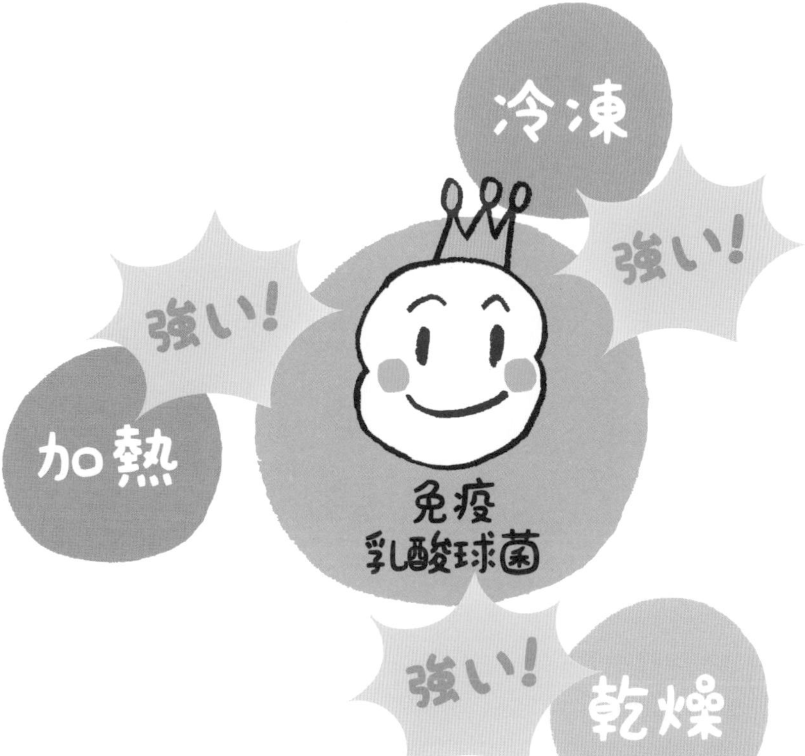
冷凍
強い!
強い!
加熱
免疫
乳酸球菌
強い!
乾燥

免疫乳酸球菌の
すごい免疫増強パワー

免疫力を強力にアップしてくれる頼もしい物質・免疫乳酸球菌。その実力のほどはどのぐらいのものなのでしょう。右の表をご覧ください。

これは代表的な乳酸菌（ラクティス菌、カゼイ菌、ブルガリア菌、サーモフィルス菌、グルベ菌、ロングム菌）と免疫乳酸球菌（フェカリス菌）の免疫活性化能力を調べたものです。

免疫活性化能力はＴＮＦ（腫瘍壊死因子）を産生する力で計ることができます。ＴＮＦとは免疫細胞・マクロファージが放出する物質で、この量が多いほどマクロファージが元気、つまり免疫力が高いということです。

免疫乳酸球菌がＴＮＦを作りだす力を「１」とした場合、ラクティス菌こそ０・97ですが、ヨーグルトに含まれるブルガリア菌は半分以下、乳酸菌飲料でおなじみのカゼイ菌は４分の１です。免疫乳酸球菌の実力がどんなにすごいか、おわかりでしょう。

フェカリス免疫乳酸菌 EF-2001 を１とした場合の各種乳酸菌の TNF-a の誘導活性

菌　種	相対活性
ラクティス菌	0.97
ガゼイ菌	0.26
ブルガリア菌	0.43
サーモフィルス菌	0.09
グルベ菌	0.04
ロングム菌	<0.03
フェカリス菌 EF-2001	1.00

コンビ株式会社の研究データ
「免疫乳酸菌で防ぐガン・生活習慣病」矢澤一良　現代書林より

免疫乳酸球菌VSがん 勝つのはどっち？

免疫乳酸球菌はがんを予防する効果もあります。

右上の表は免疫乳酸球菌とがんに治療に使われる抗がん剤（ピシバニール）が白血球の働きをどのぐらい強めるかを調べたものです。免疫乳酸球菌には抗がん剤と同じぐらいの免疫を活性化する力があることがおわかりでしょう。

また免疫乳酸菌が動物のがんを治すことができるかどうかを調べる実験が行われています。右下の表をご覧ください。がんを移植したネズミを２つのグループに分け、ひとつは生理食塩水のみ、もうひとつは乳酸球菌を与えて、30日後の様子を見たものです。生理食塩水ののグループはがんがどんどん大きくなっていくのに対し、乳酸球菌を与えたグループはがんの増殖が抑えられ、途中から一部は治っていったのです。

ほかにも免疫乳酸球菌は抗がん剤や放射線療法の治療効果を高め、副作用を軽減させる効果もあるとされます。将来的には医療現場で使われる可能性も大です。

●白血球の働きを強める乳酸球菌

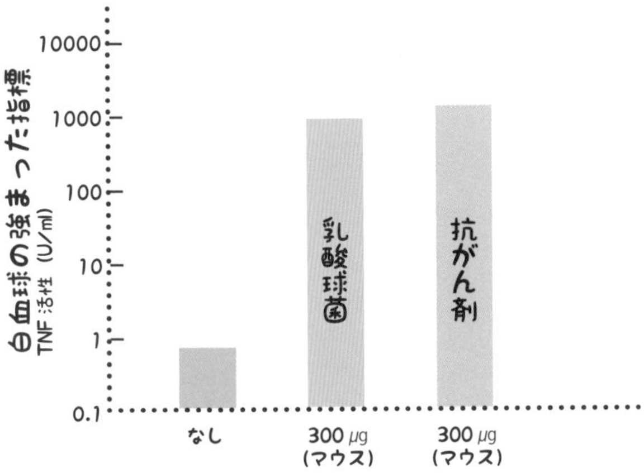

●乳酸菌の抗腫瘍活性（経口投与30日後）

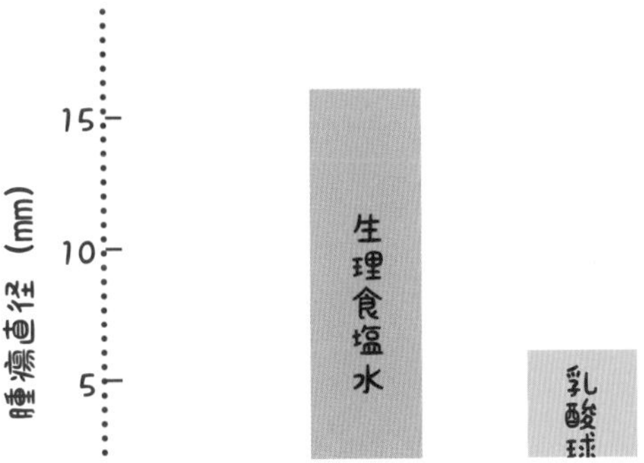

「白血球と健康」山﨑正利　BRM 食品研究会編より

免疫乳酸球菌で感染症、生活習慣病に打ち勝つ

白血球を元気にしてくれる免疫乳酸球菌は、新型コロナウイルス、風邪、インフルエンザなどのさまざまな感染症から身を守る効果も期待できます。

抗生物質が効かない、やっかいな外来の悪玉菌に対しても次のような効果が見られています。ネズミに免疫乳酸球菌を混ぜたエサを４週間与え、一晩絶食させた後で、抗生物質が効かない大腸菌（悪玉菌）を投与。その結果、免疫乳酸球菌（フェカリス菌）を与えていないグループに比べて、免疫乳酸球菌を与えたグループは、２日、３日目の糞便中の大腸菌の数が明らかに少なくなり、４日目、７日目になると大腸菌そのものが検出されなくなるネズミもいたのです。大腸菌が腸で繁殖するのが抑えられたか、または速やかに排せつされたのでしょう。

免疫乳酸球菌を日常的に摂ることによって、新型コロナをはじめとした感染症を予防する効果が期待できるのです。

さらには免疫乳酸球菌を摂ることで、内臓脂肪の低減、コレステロールの低減、高脂血症の改善、動脈硬化を防ぐ、血圧を下げるなど、生

EF-2001摂食マウスに経口投与したSM耐性大腸菌の糞便中の菌数

群	SM耐性大腸菌（E col NB-101）投与後日数				
	1	2	3	4	7
対照	7.5±0.2	6.3±0.3	5.3±0.2	4.8±0.4 (n=5)	4.6±0.2 (n=3)
10%EFH-201	7.2±0.3	4.8±0.2**	4.2±0.5*	4.3 (n=2)	3.2 (n=1)

菌数（対数値／g糞便）：対数値の平均±標準誤差（n=6）。
SM耐性大腸菌投与前のマウス糞便からSM耐性大腸菌は検出されない。
*p<0.05 **p<0.01

（柳沢昊永ら「乳酸菌生菌Enterococcus faecalis EF-2001加熱死菌体による外来大腸菌の排除促進作用」医学と生物学・2000.3.10改変）

乳酸菌による白血球活性化と疾病改善への期待

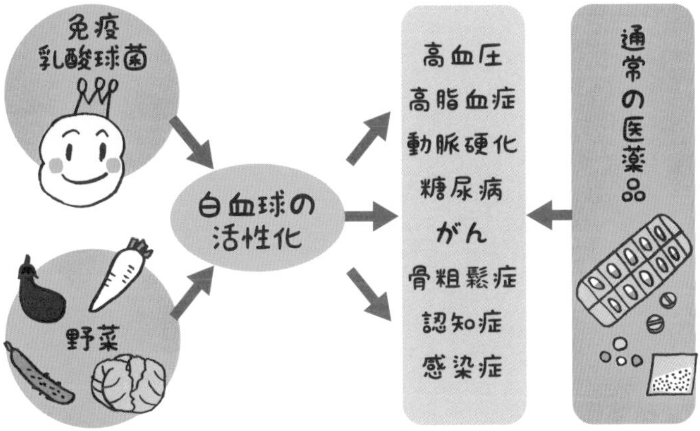

活習慣病の改善・予防、アレルギーの改善も期待できます。

また免疫はストレスと大きく関係していると言われます。ストレスが強いと免疫力は下がってしまうのです。免疫機能がしっかり働いていればストレスにもいい影響を与えてくれるのです。

免疫乳酸球菌は どうやってとればいいの？

白血球を元気にして、免疫力を強力にアップしてくれる免疫乳酸球菌。ではどうやって摂取すればいいのでしょうか。

じつは生きている乳酸菌入りの食品や飲料の中にも、一定量の死菌（免疫乳酸菌）は含まれています。

しかし問題は「量」です。免疫乳酸菌が白血球を元気にする効果を発揮するためには1日1兆個を摂る必要がありますが、ヨーグルトや乳酸菌飲料、漬物など「生きている乳酸菌」でこれだけの量を摂るのは不可能です。34ページで述べたように、乳酸菌飲料であれば1日10リットルを飲まなければなりません。

免疫乳酸菌（死菌）を確実に摂るためには栄養補助食品があります。サプリメントとして販売されているものもありますし、食品に配合されているものもあります。

日々の食生活に免疫乳酸球菌を摂り入れていくことは、ウイルス、生活習慣病を寄せつけず、「健康長寿」を手に入れるための最大の決め手といっていいでしょう。

さまざまな免疫乳酸菌の製品

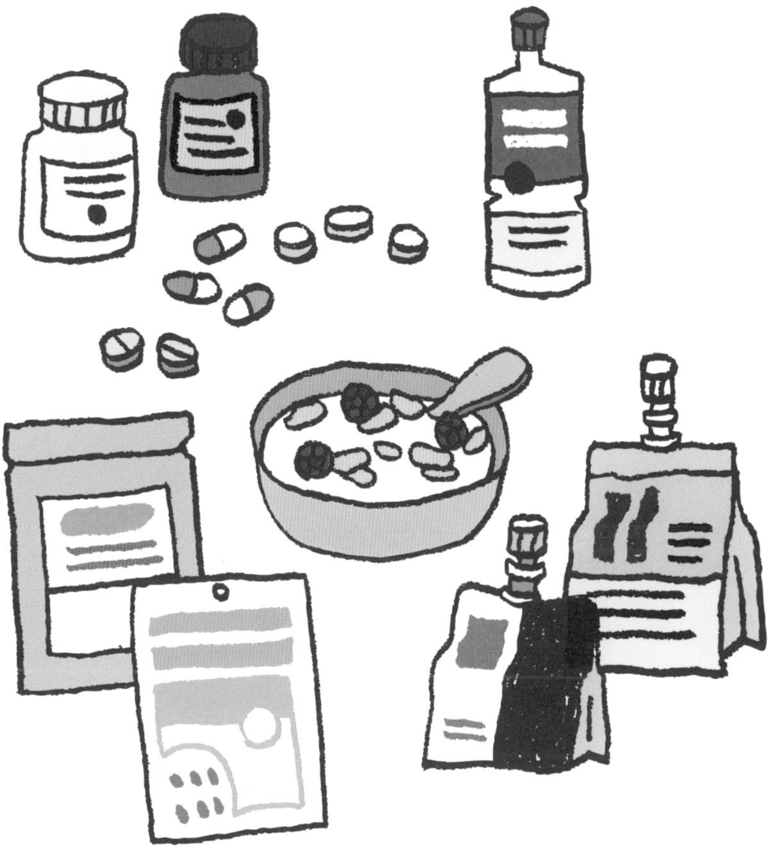

監修者プロフィール

矢澤一良（やざわ・かずなが）

農学博士
早稲田大学ナノ・ライフ創新研究機構　規範科学総合研究所ヘルスフード科学部門（部門長）
湘南予防医科学研究所所長
日本機能性食品医用学会理事
ＮＰＯ法人健康食品フォーラム理事

1972年京都大学工学部工業化学科卒業。株式会社ヤクルト本社・中央研究所入社、微生物生体研究室勤務。その後、(財）相模中央化学研究所に入所、東京大学より農学博士号を授与される。
2000年湘南予防医科学研究所設立、2002年４月東京水産大学大学院（現東京海洋大学大学院）水産学研究科ヘルスフード科学（中島董一郎記念）寄附講座客員教授、その後東京海洋大学「食の安全と機能（ヘルスフード科学）に関する研究」プロジェクト特任教授を経て、2014年４月より早稲田大学ナノ理工研究機構規範科学総合研究所ヘルスフード科学部　研究院教授、2019年早稲田大学ナノ・ライフ創新研究機構、部門長。予防医学、ヘルスフード科学、脂質栄養学、海洋微生物学、食品薬理学を専門とする。

著者プロフィール

柳澤昊永（やなぎさわ・たかはる）

一般社団法人機能性食品普及協会代表理事
一般社団法人機能性給食研究会代表理事

1935年長野県生まれ。宇都宮大学農学部卒業後、科学技術庁所管である日本クロレラ研究所を経て東京大学 応用微生物研究所、九州大学ファイトトロン研究施設の研究員として入所。
1968年に株式会社ヤクルト本社・中央研究所に入所し主席研究員・研究管理部門長を務めた。
その後、東京薬科大学薬学部研究員、鈴鹿医療科学大学保健衛生部医療栄養学科研究員として入所し、2001年にホノルル大学にて農学博士号を取得。同大学の講師も務めた。
2002年に株式会社ブロマ研究所を立ち上げ、代表取締役会長として現在に至る。

白血球活性化物質と健康

2021年3月12日　初　版第1刷

監　修　矢《や》澤《ざわ》一《かず》良《なが》
著　者　柳《やなぎ》澤《さわ》昊《たか》永《はる》
発行者　松島一樹
発行所　現代書林
〒162-0053　東京都新宿区原町3-61　桂ビル
TEL／代表　03（3205）8384
振替00140-7-42905
http://www.gendaishorin.co.jp/

ブックデザイン・本文DTP・イラスト 石井香里
構　成　高橋扶美
編　集　小田明美
印刷・製本　株式会社シナノパブリッシングプレス

定価はカバーに表示してあります。
乱丁・落丁本はお取り替え致します。

ISBN978-4-7745-1893-0 C0047